CONTRIBUTION A L'ÉTUDE

DES

NÉPHRITES

PAR

A. BRAULT

Docteur en médecine de la Faculté de Paris
Ancien interne en médecine et en chirurgie des hôpitaux de Paris
Médaille de bronze de l'Assistance publique (externat 76, internat 80)
Membre de la Société anatomique.

Avec 3 planches gravées hors texte

PARIS
LIBRAIRIE GERMER BAILLIÈRE ET Cie
108, BOULEVARD SAINT-GERMAIN, 108
Au coin de la rue Hautefeuille
1881

CONTRIBUTION A L'ÉTUDE

DES

NÉPHRITES

PARIS. — IMPRIMERIE EMILE MARTINET, RUE MIGNON, 2.

CONTRIBUTION A L'ÉTUDE

DES

NÉPHRITES

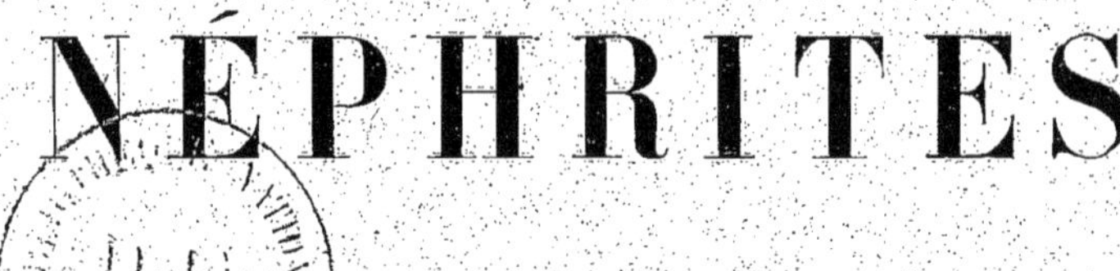

PAR

A. BRAULT

Docteur en médecine de la Faculté de Paris
Ancien interne en médecine et en chirurgie des hôpitaux de Paris
Médaille de bronze de l'Assistance publique (externat 76, internat 80)
Membre de la Société anatomique.

Avec 3 planches gravées hors texte

PARIS
LIBRAIRIE GERMER BAILLIÈRE ET Cie
108, BOULEVARD SAINT-GERMAIN, 108
Au coin de la rue Hautefeuille
1884

INTRODUCTION

Dans une note parue il y a quelque temps (*Journal de l'anatomie et de la physiologie*, novembre 1880) nous avons essayé d'établir que dans la diphthérie accompagnée d'albuminurie, les lésions du rein étaient celles d'une néphrite catarrhale assez prononcée.

Nous avons pu étudier comparativement les altérations de cet organe dans les fièvres et les maladies générales, et nous sommes arrivés à ce résultat que si dans tous les cas les altérations ne sont pas identiques, elles présentent néanmoins une très grande analogie.

La méthode que nous avons suivie, (emploi de l'acide osmique), nous a permis d'observer dans le détail les modifications que subit l'épithélium rénal, et toutes les variétés d'exsudations intratubulaires. Elle présente donc sur toutes les autres un avantage réel, car, dans les plus récents travaux sur les néphrites, et particulièrement dans la thèse d'agrégation de M. Rendu (1878) qui résumait à l'époque l'état de la science, on peut lire cette phrase : « L'étude histologique des cellules prises dans le détail est loin de fournir toujours des résultats bien nets » ; et plus loin :

« une modification structurale du protoplasma d'une immense gravité au point de vue du fonctionnement de l'épithélium peut échapper complètement aux moyens d'investigation dont nous disposons ».

Une pareille opinion ne pourrait plus être soutenue aujourd'hui. Déjà, dans un mémoire publié par M. Cornil, (*Journal anat. et phys.* septembre 1879) les lésions cellulaires dans les néphrites parenchymateuses et interstitielles chroniques sont indiquées, et décrites avec une grande précision.

Tous ceux qui, depuis ce travail, ont employé la même méthode, sont arrivés à des résultats très nets. En Allemagne, où la méthode de coction (kochmethode) avait été considérée dans ces dernières années comme la meilleure, l'emploi de l'acide osmique a prévalu.

C'est en généralisant l'emploi de ce réactif à l'étude des néphrites soit aiguës, soit chroniques, que nous avons pu réunir un grand nombre de faits et d'observations qui ont constitué la base de notre travail. En partant des cas les plus simples pour arriver aux plus complexes, nous avons pu suivre, pour ainsi dire pas à pas, les modifications du parenchyme rénal, sous l'influence de l'inflammation.

Nous avons divisé notre travail en trois parties : L'une comprendra l'étude des néphrites passagères ; la seconde, celle des néphrites parenchymateuses, et la troisième, celle des néphrites interstitielles. On ne s'étonnera pas que nous ayons conservé la division adoptée dans ces dernières années ; c'est avec intention que nous n'avons pas employé le terme de *néphrite mixte*, nous réservant de discuter sa valeur, et de déterminer le plus exactement possible le sens que l'on doit accorder à cette expression.

Nous pouvons dire, dès à présent, que dans les néphrites chroniques, à quelque type qu'elles appartiennent, les deux éléments du rein sont très fréquemment touchés; il s'agit de déterminer si à ces variétés histologiques correspondent des variétés cliniques dont on puisse reconnaître l'existence et faire la description. Dans le cas contraire, ces espèces histologiques sont curieuses à étudier, mais n'ont au point de vue nosologique qu'une importance secondaire.

La grande difficulté d'une classification rationnelle des néphrites trouve principalement son explication dans l'obscurité de l'étiologie. Tant de maladies générales soit aiguës, soit chroniques, agissent sur le rein, qu'il est impossible de faire la part exacte de l'action de chacune d'elles. Et encore souvent plusieurs d'entre elles sont associées. Il nous suffira de rappeler (pour montrer la difficulté de cette question), qu'en Angleterre, où les deux expressions *rein goutteux* et *petit rein contracté* étaient regardées comme synonymes, on a vu Roberts prétendre que la goutte n'entrait pour rien dans l'étiologie du petit rein contracté et qu'au contraire l'alcoolisme avait une importance prépondérante. Mais ce sont des points sur lesquels nous reviendrons.

Nous avons fait une description aussi générale et aussi brève que possible; les observations ont été supprimées pour éviter des redites inévitables.

Nous ne devons pas oublier en terminant de remercier ici publiquement notre excellent maître, M. Cornil, pour nous avoir aidé de ses conseils dans une tâche aussi difficile, non plus que MM. Ranvier et Malassez pour la bienveillance qu'ils nous ont montrée au début de nos études histologiques.

Nous avons ajouté à notre travail quelques gravures représentant des types d'altérations rénales.

CONTRIBUTION A L'ÉTUDE

DES

NÉPHRITES

CHAPITRE PREMIER

DES NÉPHRITES PASSAGÈRES

Avant d'aborder le chapitre si étendu et si complexe des néphrites parenchymateuses, il est naturel d'étudier en premier lieu les lésions inflammatoires des différentes parties du rein dans leur plus grande simplicité.

Or, plusieurs maladies générales, souvent fébriles, ont la propriété de porter leur action sur le rein; cette action est le plus habituellement temporaire et de courte durée, les lésions sont celles d'une inflammation légère dont la marche est facile à suivre.

Nous citerons entre autres la diphthérie, la variole, l'érysipèle, le choléra, certaines pneumonies et surtout la scarlatine et la fièvre typhoïde. Quelques-unes d'entre elles, les deux dernières principalement, sont, de l'aveu de beaucoup d'auteurs, le point de départ de néphrites permanentes.

Certains empoisonnements amènent le même résultat, et chacun sait que l'application d'un ou plusieurs vésicatoires peut déterminer l'albuminurie.

M. Potain (Rendu, *th. Agrég.*, 1878) a vu deux cas de néphrites tenaces à la suite de l'application de vésicatoires; M. Guyon a observé des cystites parfaitement constituées dans les mêmes circonstances.

La pathologie expérimentale a confirmé l'exactitude de ces observations cliniques.

Nous exposerons méthodiquement dans ce chapitre les lésions rénales que nous avons observées dans un très grand nombre d'affections fébriles, et, en nous aidant des résultats fournis par la pathologie expérimentale, nous essaierons de reconstituer l'évolution des altérations à l'état chronique.

Dans les maladies fébriles qui amènent la mort à des époques très variables à partir du début, il est relativement facile de suivre le processus inflammatoire presque dès son origine.

Notre examen a porté sur un très grand nombre de cas de diphthérie, de variole et de fièvre typhoïde ; nous avons aussi examiné les lésions trouvées dans la scarlatine, dans l'érysipèle, et même dans des pneumonies graves.

La description que nous allons donner peut s'appliquer indistinctement à toutes les néphrites passagères, de quelque nature qu'elle soient.

Le caractère macroscopique le plus évident de la lésion du rein dans les maladies fébriles, est certainement le changement de volume de l'organe. Même à une époque assez rapprochée du début, et alors que la mort est survenue après cinq ou six jours à peine, on constate une augmentation très appréciable du volume du rein.

La variole et la diphthérie, sont, à cet égard, les deux maladies qui produisent la modification la plus grande et la plus rapide.

L'hypertrophie en masse reconnaît deux causes principales: 1° la congestion vasculaire; 2° la tuméfaction de la substance corticale. La congestion vasculaire est constante, elle amène à sa suite tous les autres désordres du rein.

N'était cette congestion, et l'augmentation de volume, il serait parfois impossible de soupçonner la moindre lésion, car souvent la couleur est à peine changée. Dans d'autres circonstances, mais à une époque plus éloignée du début, des tractus légèrement blanc-jaunâtre traversent perpendiculairement la substance corticale. Les reins peuvent présenter à l'œil nu beaucoup d'autres variétés d'aspect, d'une légère importance d'ailleurs, et qui ne sont jamais en rapport avec l'étendue et l'intensité des lésions histologiques.

Les deux caractères signalés plus haut sont les seuls importants à retenir.

Examinons brièvement ce que le microscope nous montre dans de pareils organes. Les modifications portent : *a.* — Sur le système vasculaire ;

b. — Sur les tubes contournés et sur les branches ascendantes des anses de Henle qui ont le même épithélium ;

c. — Sur les branches descendantes des anses de Henle, sur les canaux droits et les tubes collecteurs ;

d. — Sur les glomérules ;

e. — Sur le tissu conjonctif.

a. — *Modifications du système vasculaire.*

Nous ne parlons actuellement que du système vasculaire général, nous réservant de décrire ultérieurement et en détail les altérations glomérulaires.

Les gros vaisseaux et les capillaires présentent quelquefois des cellules endothéliales volumineuses et saillantes dans la lumière du conduit ; à cette couche adhèrent de place en place des amas de globules blancs.

Les vaisseaux sont remplis par du sang dont le sérum est

pris en masse et coloré en gris noir par l'acide osmique. L'aspect offert par cette coagulation intravasculaire et les exsudats trouvés quelquefois dans les cavités glomérulaires est identique, ce qui prouve bien que le sérum sanguin passe en nature au niveau des glomérules. Ce sérum contient en suspension des granulations réfringentes diversement colorées par l'acide osmique et qui sont soit des granulations de fibrine, soit des microbes.

Cette question est encore aujourd'hui trop obscure pour que nous hasardions une hypothèse.

Les capillaires péritubulaires de la substance corticale et de la substance médullaire sont dilatés, rarement rompus. Il faut en excepter certains cas de variole et de scarlatine hémorrhagiques.

b. — *Modifications des tubes contournés et des branches montantes de l'anse de Henle.*

On sait que ces parties du système sécréteur ont la même structure et le même épithélium.

Les lésions cellulaires ainsi que les exsudations intratubulaires sont des plus variées.

Les causes de ces variétés sont dues à deux facteurs principaux : l'intensité de l'inflammation et sa durée. Ainsi, les lésions cellulaires sont à leur état de plus grande simplicité, dans les cas de diphthérie et de variole ayant déterminé rapidement la mort ; au contraire, si la maladie dure longtemps comme dans certains cas de fièvre typhoïde et de scarlatine, les lésions sont aussi accentuées que dans les premières phases des néphrites aiguës à frigore ou dans toutes les néphrites parenchymateuses aiguës intenses à marche rapide.

Dans les premiers temps, les cellules sont augmentées de

volume, turgescentes et très granuleuses. Elles sont limitées à leur extrémité libre soit par un bord réfringent et à apparence striée, soit par une extrémité claire. Elles présentent également dans l'intérieur de leur protoplasma des ponits clairs qui marquent le début de la sécrétion intracellulaire et de la transformation cavitaire.

Les modifications que nous venons de décrire ne durent qu'un temps; la lésion évoluant, on voit les extrémités claires se détacher des cellules et tomber dans la lumière des tubes pour constituer des exsudations intratubulaires de nature variée. Peu à peu l'exsudation augmentant, le tube se dilate. A peu près à la même époque, il est fréquent de trouver dans une cellule deux, trois ou même quatre noyaux. Plus tard les bords libres des cellules s'effacent, et les exsudats intratubulaires, refoulant excentriquement leur protoplasma, réduisent le revêtement cellulaire à l'état d'une membrane contenant un nombre considérable de noyaux serrés les uns contre les autres. Cette membrane a conservé néanmoins une assez grande épaisseur, mais les séparations des cellules ne sont plus visibles.

Ce n'est que dans les cas les plus avancés que l'on constate de fines granulations graisseuses rangées près de la base d'implantation de la cellule à la paroi, mais il est bon de signaler que l'altération graisseuse, lorsqu'elle existe, est toujours plus marquée dans le revêtement des branches montantes de l'anse de Henle que dans l'épithélium des tubes contournés.

Toutes ces lésions peuvent se trouver réunies sur le même rein; en tous cas, elles dénotent dans la cellule l'existence d'un travail irritatif d'une grande intensité.

Dans les phases ultérieures de la maladie, presque toujours le revêtement cellulaire affecte la disposition que nous avons indiquée plus haut, seuls les phénomènes d'exsudation persistent et se développent ; nous aurons occasion d'y revenir à propos des néphrites parenchymateuses et interstitielles.

L'irritation cellulaire a donc pour résultat la sécrétion dans l'intérieur de la cellule de substances coagulables, soit hyalines soit grenues de nature muqueuse ou albuminoïde et protéique, substances qui sont éliminées peu à peu, et se mélangent dans la lumière des conduits, avec les produits de sécrétion ou de filtration venus de plus haut et en particulier des glomérules.

Et, de fait, au niveau des épithéliums sécréteurs du rein, les exsudats intratubulaires sont de nature extrêmement variée.

Ils sont composés soit de boules hyalines transparentes, sphériques ou ovoïdes, de dimensions très inégales, restées claires même après l'action de l'acide osmique et non colorées par le carmin ; soit de boules grenues sur lesquelles le carmin et l'acide osmique ont une action plus marquée ; soit de boules beaucoup plus réfringentes et beaucoup plus foncées, colorées en rose vif par le carmin. Ces derniers éléments peuvent se présenter sous la forme de blocs assez irréguliers limités par un réticulum.

Les blocs hyalins transparents sont probablement des blocs de mucus vulgaire que l'acide acétique fait gonfler et disparaître, ainsi que Posner l'a remarqué. Quant aux autres, ce sont des matières albuminoïdes, dont la composition et la nature ne sont pas exactement déterminées. Ils entrent dans la composition des cylindres cireux et colloïdes.

Il faut ajouter à ces éléments, des globules rouges, des globules blancs, et, quelquefois, mais en petite quantité, des débris de cellules épithéliales. Ces éléments figurés sont quelquefois suspendus dans une matière liquide amorphe, coagulée en noir par l'acide osmique, et qui doit être du sérum sanguin presque pur. Cette matière est quelquefois très abondante et vient en grande partie des glomérules. Il est cependant un fait qui serait de nature à prouver que le sérum sanguin pourrait traverser directement dans quelques cas la paroi hyaline des tubes, lorsqu'il existe entre cette paroi et le revêtement cellulaire un exsudat. Cet exsudat semble avoir décollé le revêtement cellulaire de dehors en dedans.

Nous n'insisterons pas davantage sur la description des exsudats intratubulaires; on peut facilement, d'après ce que nous avons dit, se faire une idée des variétés qu'ils peuvent présenter. Ces variétés tiennent à l'inégale proportion des divers éléments énumérés plus haut dans un point donné. Toutefois, il est bon de signaler que le tube peut être occupé par un petit foyer hémorrhagique.

On remarquera également combien il est peu fréquent de constater dans la lumière des tubes des cellules épithéliales détachées de la paroi. Il en existe bien des débris, mais relativement en petit nombre. Toutes les fois que nous avons pu nous procurer des reins dans de bonnes conditions de conservation, il en a été ainsi. Ce fait contraste avec ce que l'on observe dans les tubes à épithélium clair (branche descendante de l'anse de Henle, canaux droits et canaux collecteurs) où il existe toujours des cellules desquamées en assez grand nombre.

Tous les éléments figurés ou non dont nous venons de parler à propos des exsudats intratubulaires, subissent en descendant dans les tubes excréteurs des transformations successives et une fusion complète. La transformation ultime constitue les cylindres muqueux, colloïdes et granuleux.

Ce mécanisme a été décrit dans toutes ses phases et avec beaucoup de détails par M. Cornil dans son mémoire de septembre 1879, et tout récemment encore par M. Mayor dans sa thèse inaugurale (1880).

c. — *Modifications de la branche descendante des anses de Henle, des tubes droits et des tubes collecteurs.*

Bien que ces trois portions de l'appareil rénal ne présentent pas absolument la même structure, l'épithélium des branches descendantes est surtout cubique et celui des autres parties cylindrique ; néanmoins les modifications subies par ces diverses parties sont assez peu différentes les unes des autres pour qu'on puisse les comprendre dans une même description.

On trouve dans la lumière des conduits les éléments agglomérés ou les cylindres venus de la partie supérieure des tubes contournés. Des cellules claires détachées de la paroi se joignent aux exsudations venues de plus haut, et adhèrent aux faces et aux bords des cylindres.

Les tubes de Henle, et les tubes collecteurs surtout, présentent en outre une multiplication de leurs cellules, qui sont tassées les unes contre les autres, et se déplacent obliquement ; elles sont quelquefois séparées par des cellules migratrices.

Les cellules des branches descendantes de l'anse de Henle contiennent assez fréquemment des granulations graisseuses et toujours avant qu'on en trouve dans les conduits à épithélium granuleux. Toutes ces lésions sont celles d'une inflammation catarrhale franche, ce catarrhe est des plus manifestes dans l'empoisonnement expérimental par la cantharidine, où tous les tubes collecteurs sont obstrués par le fait de la multiplication cellulaire.

d. — *Modifications des glomérules.*

Il nous reste à décrire les altérations glomérulaires dont l'importance est si grande, et dont l'existence explique surabondamment le passage de l'albumine dans l'urine.

Les lésions n'ont pas été admises par beaucoup d'auteurs, il serait cependant extraordinaire, *à priori*, que les glomérules par lesquels passent à une forte tension tous les éléments altérés du sang ne fussent pas le siège de modifications importantes.

Aussi bien, à une époque aussi rapprochée du début, peut-on déjà constater des désordres très nets.

On sait qu'à l'état normal le bouquet glomérulaire est constitué par des capillaires dont la structure se résume à une paroi amorphe doublée intérieurement d'un endothélium très net; mais nous devons ajouter que les anses vasculaires sont tapissées extérieurement par une seconde couche d'épithélium aplati absolument semblable à celui qui tapisse la face interne de la capsule de Malpighi. Il n'existe pas de tissu conjonctif. Cet épithélium, dont l'existence est contestée par certains auteurs, devient des plus manifestes dans le cas d'inflammation glomérulaire, le protoplasma se gonfle, le noyau devient très apparent et les cellules affectent parfois la disposition de cellules à pied, adhérentes à l'anse vasculaire par cette extrémité et saillantes par leur autre extrémité dans la cavité du glomérule.

Langhans, dans un mémoire paru dans les archives de Virchow au mois d'avril 1880, a décrit cette altération dans trois cas de néphrite parenchymateuse aiguë et l'a représentée d'une façon très nette sur des schémas annexés à son travail.

Ces détails sont beaucoup plus faciles à observer après l'action de l'acide osmique sur le rein.

Au début, l'épithélium de revêtement et l'endothélium vasculaire se tuméfient, leurs noyaux deviennent très apparents. Consécutivement à cette altération, on peut voir survenir soit l'issue du sérum du sang pur, soit, si la lésion est plus intense, l'extravasation des globules rouges et des globules blancs. Dans tous les cas, cette lésion explique naturellement le passage de l'albumine dans l'urine.

Sous l'influence de l'exsudation glomérulaire, le bouquet vasculaire peut se trouver refoulé et aplati contre la paroi. La cavité du glomérule peut être occupée en partie par un exsudat analogue à celui que nous avons décrit dans les tubes contournés et contenant des boules grisâtres grenues ou réfringentes; nous aurions une certaine tendance à admettre que dans ces conditions le produit de l'exsudation des tubes contournés a pu remonter et envahir le glomérule, car seules ces cellules nous paraissent aptes à ces sécrétions spéciales.

Mais l'exsudat peut être simplement gris homogène; il est constitué alors par du sérum sanguin coagulé. Il peut contenir enfin des éléments figurés (globules blancs et globules rouges sortis des vaisseaux) ou des cellules de revêtement des anses qui se sont détachées.

Le glomérule peut être complètement noyé dans un exsudat grisâtre ou dans un foyer hémorrhagique; cette dernière altération est rare.

Les cellules de la capsule de Malpighi sont volumineuses, leur noyau fait saillie dans la cavité glomérulaire. Elles peuvent se détacher complètement et contribuer à la formation de l'exsudat.

Tel est le premier degré de l'altération glomérulaire. On comprend que si les causes d'irritation persistent, la desquamation et la multiplication des éléments épithéliaux qui entrent dans la composition de l'appareil glomérulaire pourront déterminer l'agglutination des anses vasculaires entre elles. Les globules blancs sortis des vaisseaux prendront part au processus inflammatoire, et bientôt on verra se constituer au sein de ces amas cellulaires les premiers rudiments d'un tissu fibreux jeune.

C'est ainsi que débute la transformation fibreuse des glomérules, ce phénomène se produit dans la scarlatine et dans toutes les néphrites parenchymateuses aiguës intenses de quelque nature qu'elles soient.

Mais, dans toutes ces circonstances, et même dans la scarlatine, question que nous discuterons plus loin, l'inflammation glomérulaire, la glomérulite de Klebs ne constitue qu'une partie du phénomène, puisque les lésions épithéliales et sécrétoires existent toujours et sont très marquées.

e. — *Modifications du tissu conjonctif.*

Quant aux lésions du tissu conjonctif, elles sont des plus minimes au début ; il y a quelquefois issue de globules blancs, mais sans inflammation interstitielle proprement dite. Certains auteurs ont signalé également commme lésion l'œdème du tissu conjonctif intertubulaire, nous n'avons jamais remarqué que cette lésion prît une grande importance.

Les altérations vraies du tissu conjonctif ne surviennent que plus tard, ainsi que le fait remarquer Bartels, et non dans les premiers temps de la maladie. Elles ont alors comme point de départ l'inflammation glomérulaire et elles rayonnent autour des vaisseaux qui aboutissent aux glomérules dont la transformation fibreuse s'opère. Les petites artérioles correspondant aux glomérules atteints, présentent à leur voisinage de l'endartérite quelquefois une oblitération complète. Mais, nous le répétons, ces lésions conjonctives, de même que les lésions glomérulaires avec production de tissu fibreux, ne se produisent que dans les néphrites parenchymateuses aiguës ou dans les néphrites des maladies générales qui tendent à devenir permanentes.

Telles sont, très brièvement exposées, les lésions du rein dans les inflammations les plus légères, dans celles auxquelles on peut conserver le nom général de néphrites passagères ou néphrites catarrhales.

Tous les détails relatés plus haut se rapportent bien à un processus inflammatoire ; à des degrés divers il existe une irritation des cellules sécrétoires, suivie d'exsudation et de multiplication nucléaire ; il existe également un catarrhe des tubes droits et des tubes collecteurs, une inflammation du bouquet vasculaire du glomérule et de son enveloppe.

Tous les cas que nous venons d'examiner ont cela de commun qu'ils peuvent rétrograder et guérir ; il en est de même dans les néphrites expérimentales ; mais, si la cause persiste, la néphrite s'établit définitivement et toujours en passant par les phases que nous avons décrites plus haut, avant d'aboutir à la néphrite parenchymateuse vraie.

Ces faits nous ont conduit à admettre, qu'à l'intensité près, toutes les néphrites parenchymateuses ont un début analogue à celui que nous venons d'indiquer ; le processus est le même ; il est plus ou moins violent et peut revêtir la forme aiguë, la forme subaiguë ou la forme chronique. Nous reconnaissons toutefois qu'en dehors des néphrites, l'épithélium rénal peut être atteint de dégénérescences à marche rapide ou lente comme nous l'indiquerons ultérieurement.

Mais si l'on refuse aux altérations que nous venons de décrire *le nom de néphrites*, quelle dénomination convient-il de leur donner ?

Ceci nous amène à discuter l'opinion des auteurs qui se sont occupés dans ces derniers temps des néphrites des fièvres, et de voir comment ils en ont envisagé le processus. Après l'exposition élémentaire des lésions du rein que nous avons faite plus haut, la discussion sera plus facile.

Dans les maladies générales, on admettait bien que le rein fût touché ; il suffit pour s'en convaincre de lire au chapitre *Étiologie* des néphrites catarrhales la longue énumération des causes qui peuvent les produire. Mais, pour quelques-unes d'entre elles, il y avait un grand doute, d'autant plus que les altérations rénales soupçonnées par quelques-uns avaient été très incomplètement décrites.

Ainsi Bartels n'osait affirmer les lésions rénales dans la diphthérie, M. Lecorché admettait bien que beaucoup de maladies générales pussent amener la néphrite superficielle, mais il localisait les lésions dans la partie excrétante des tubes rénaux, et voyait entre les néphrites des fièvres et les néphrites parenchymateuses vraies profondes, la même différence qui existe entre une bronchite et une pneumonie. Cette idée a été détruite par l'observation rigoureuse des faits. C'est dans l'article de M. Lancereaux que sont le mieux indiquées les altérations cellulaires, l'infiltration granuleuse et les exsudations tubulaires ; il nie d'ailleurs la participation du tissu conjonctif à l'inflammation même dans la scarlatine.

Mais, sans vouloir entrer dans une discussion approfondie des opinions émises à ce sujet par les principaux auteurs, nous croyons qu'il est utile de dire un mot de certaines théories exposées par des histologistes dont l'autorité est justement reconnue de tous. M. Kelsch surtout, dans une revue critique publiée dans les archives de physiologie (1874), et qui avait pour but d'établir une limite bien tranchée entre la néphrite parenchymenteuse et la néphrite interstitielle, et de montrer que le petit rein contracté n'était pas le dernier degré du rein blanc, en arrive à nier l'existence de la néphrite parenchymateuse en tant que processus inflammatoire. A propos de celle-ci, nous reviendrons sur les arguments qu'il invoque.

Mais, plus loin, dans cette même critique, et parlant de la néphrite scarlatineuse, il nie qu'aucune des néphrites des fièvres puisse servir de type pour représenter le premier degré ou la phase initiale du mal de Bright ; au contraire, dit-il, toutes ces néphrites sont des néphrites interstitielles.

Revenant au cas particulier de la scarlatine, M. Kelsch dit qu'elle aboutit exceptionnellement au gros rein blanc, que jamais dans la néphrite épithéliale on n'a trouvé l'hypérémie ou le gonflement de la substance corticale, que la tuméfaction trouble est une altération secondaire et un signe de mort, qu'enfin le tissu conjonctif seul est pris et pris dès le début avant les tubes, et qu'on trouve une infiltration de cellules jeunes dans la paroi des vaisseaux.

Il propose donc d'appeler la néphrite scarlatineuse néphrite interstitielle diffuse, et s'appuie sur quatre observations dont deux lui appartenant, l'autre de Biermer et la quatrième de Wagner, et il termine par la conclusion suivante : « La néphrite scarlatineuse n'est donc pas le premier stade de la néphrite parenchymateuse ou épithéliale, elle est au contraire la phase aiguë, phase d'infiltration cellulaire de la néphrite interstitielle qui est la seule vraie néphrite, car il n'y en a pas d'autres. »

Plusieurs points méritent d'être discutés dans cette assertion. Et d'abord est-il exact que le rein scarlatineux n'aboutisse pas au gros rein blanc ? Tout au contraire nous voyons presque tous les auteurs signaler cette apparence (Lancereaux, Lecorché, Bartels et autres). Nous en avons nous-même observé plusieurs cas. D'ailleurs la cause de cette néphrite est ordinairement le froid, les accidents et les complications les plus fréquentes sont les hydropisies, les hémorrhagies, l'éclampsie. Les accidents cérébraux sont dus à l'œdème et correspondent à une diminution notable de la quantité des urines qui sont très albumineuses. M. Rendu en cite deux cas dans sa thèse.

Donc l'étiologie, la clinique et les caractères microscopiques sont déjà en faveur d'une néphrite parenchymateuse, de là à conclure que la néphrite scarlatineuse est une forme suraiguë de la néphrite à frigore il n'y a qu'un pas. Elle doit donc se comporter comme cette dernière.

Mais poursuivons. L'hyperhémie, le gonflement de la substance corticale niées par Kelsch sont dans la scarlatine comme dans toutes les fièvres compliquées d'albuminurie, comme dans la néphrite à frigore, des plus évidents; c'est même le gonflement de la substance corticale qui donne à certains reins le volume considérable qu'ils présentent (variole, diphthérie, etc.).

Nous ne pensons pas davantage que l'infiltration granuleuse soit un signe de mort, surtout lorsque cette infiltration s'accompagne d'exsudations très vraisemblablement fibrino-albumineuses dans les tubes, de multiplications nucléaires et d'inflammation marquée des capsules de Malpighi et des glomérules. Toutes les lésions que nous avons énumérées plus haut ne portent-elles pas le cachet d'un processus franchement inflammatoire? Les altérations conjonctives étaient, dans tous les cas que nous avons observés, assez légères, et toujours beaucoup moins prononcées que les lésions parenchymenteuses et épithéliales.

La néphrite interstitielle diffuse de la scarlatine ne semble donc pas réelle. M. Lancereaux pense que M. Kelsch a décrit sous le nom de cellules jeunes les globules blancs qui infiltrent quelquefois les espaces intertubulaires; cette infiltration n'offre jamais un grand développement, elle n'est pas de nature à infirmer les faits que nous avançons.

Si nous insistons sur cette discussion, c'est que les idées de M. Kelsch ont été partagées par plusieurs auteurs, elles étaient la reproduction des idées défendues en Allemagne par Traube et Klebs.

M. Charcot a reproduit, dans ses leçons sur les néphrites (1874), l'idée de M. Kelsch sans la discuter, et, aux observations déjà publiées, a ajouté celle si connue de Coats. Dans son article SCARLATINE (*Dict. encycl. des sciences médicales*), M. Sanné rapporte une observation très analogue aux précédentes recueillie par Riva de Bologne, néanmoins il admet que la néphrite scarlatineuse peut affecter les deux formes parenchymateuse et interstitielle.

Seul, Klebs, avait voulu limiter le processus à l'inflammation glomérulaire, il s'exprime en ces termes : « La capsule est remplie de jeunes cellules, les vaisseaux sont presque complètement recouverts par la masse des noyaux. La forme et la disposition de tous ces éléments, tout à fait différentes de celles de l'épithélium, montre à n'en pas douter qu'il s'agit d'une multiplication des cellules du tissu interstitiel du glomérule. La compression des vaisseaux glomérulaires par le tissu morbide explique suffisamment la suppression brusque et souvent totale de la sécrétion de l'urine, les hydropisies aiguës, l'anurie qui quelquefois en peu d'heures aboutit à la mort. »

M. Riva de Bologne, avait indiqué un point encore mal étudié de l'inflammation glomérulaire, nous voulons parler de la prolifération cellulaire à la face interne de la capsule.

Sans doute il existe dans la scarlatine au niveau du glomérule un véritable travail inflammatoire, nous avons décrit plus haut l'évolution de cette lésion dans les cas les plus simples.

Dans la néphrite scarlatineuse, comparable, il ne faut pas l'oublier, à une néphrite à frigore intense, le travail inflammatoire du glomérule s'étend et donne lieu successivement à une prolifération des cellules des capillaires, des cellules de revêtement des anses et des cellules de la capsule. Tous ces éléments se soudent et donnent naissance à un tissu fibro-élastique. D'ailleurs il n'existe qu'un certain nombre de glomérules où l'altération atteigne ce degré. Nous répéterons à ce propos ce que nous avons déjà dit antérieurement en opposition à l'opinion de Klebs, c'est qu'à l'état normal il n'existe pas de tissu conjonctif dans le glomérule.

On voit en résumé que nous admettons les faits avancés par Klebs et Riva, mais en les étendant à d'autres affections que la scarlatine, et en faisant remarquer que dans cette dernière maladie la glomérulite ne constitue qu'une partie des altérations rénales.

Cette lésion ne saurait non plus expliquer ainsi que le veut Klebs l'anurie et la mort. Si les glomérules seuls étaient pris (et nous avons vu qu'il n'y en a jamais qu'un certain nombre), la diminution des urines ne se produirait pas. Ne sait-on pas, en effet, que dans la néphrite interstitielle chronique alors que beaucoup de glomérules sont fibreux, il y a pendant longtemps augmentation des urines?

Au contraire, nous avons toujours constaté que la diminution des urines coïncidait avec les sécrétions cellulaires abondantes amenant mécaniquement l'obstruction des tubes.

Toute la discussion précédente s'applique aux lésions du rein dans les fièvres et les maladies générales, et surtout dans celles où l'organe est très vivement touché.

Rien dans l'évolution de ces lésions ne rappelle l'ischémie ou la régression épithéliale par suite de la prolifération du tissu conjonctif, dont le développement amènerait la compression des épithéliums, comme le dit M. Kiener.

D'ailleurs, comme nous l'avons dit, la dégénérescence graisseuse est très peu accentuée et n'arrive que tardivement.

La présence de la graisse ne prouve nullement que le processus est régressif, elle se montre toujours à une certaine période des inflammations quand elles durent longtemps.

D'autre part, la graisse peut se montrer d'emblée et très rapidement, dans l'ictère grave par exemple. Les cellules ont à peu près conservé leur volume normal, elles contiennent une très grande quantité de granulations graisseuses, et il n'existe pas d'exsudations dans les tubes. C'est peut-être là un exemple de la régression graisseuse primitive dont parlent les auteurs, en tous cas il n'existe dans ces conditions aucune trace de processus inflammatoire.

Si les lésions du rein dans les maladies générales ne sont pas des lésions régressives, elles ne doivent pas davantage être rangées sous la dénomination de néphrites interstitielles diffuses, ainsi que le veulent en Allemagne Traube, Wagner, Biermer, comme l'ont soutenu également Coats en Angleterre, Riva, de Bologne, et MM. Kelsch et Kiener en France.

Nous conclurons donc ainsi : Dans la scarlatine, comme dans toutes les fièvres à manifestations rénales, comme dans la néphrite aiguë à frigore, les épithéliums sont les premiers touchés, le tissu interstitiel secondairement ; la lésion importante, dont les effets se traduisent cliniquement par des œdèmes et la mort, est celle des cellules des tubes contournés, et le passage de l'albumine dans l'urine est dû à l'altération du peloton glomérulaire.

La raison de ce mécanisme est facile à comprendre. Dans les fièvres, la néphrite est le résultat de l'irritation des épithéliums sécréteurs par le plasma sanguin. Ce plasma devient un irritant. Il doit cette qualité soit à des principes solubles et intimement mélangés à sa substance, principes dont nous ignorons la nature, soit à des éléments figurés qu'il tient en suspension (vibrions de Klebs, embolies parasitaires d'OErtel, matières septiques de H. Fischer).

La preuve du transport par le sang d'organismes inférieurs, de microcytes, est encore à démontrer, bien qu'on ait essayé de les isoler et qu'on cherche actuellement le vibrion spécial à chaque maladie.

L'existence des microbes (vibrions, bactéries) dans les pustules varioliques, dans les abcès de la fièvre typhoïde, dans le pus des ostéites consécutives à cette maladie, à la surface des fausses membranes diphthériques laryngées, paraît certaine aujourd'hui.

Tout récemment, dans une communication à la Société anatomique, M. Talamon décrivait les variétés d'un microbe qu'il avait rencontré dans les fausses membranes de la diphthérie.

Enfin M. Bouchard aurait trouvé dans le sang de malades, atteints d'affections générales et infectieuses des microbes d'espèces différentes.

Quoi qu'il en soit, on ne pourra tirer de ces travaux des conclusions rigoureuses que le jour où l'on aura démontré pour chaque maladie l'existence d'un organisme particulier et sa présence à la fois dans le sang, dans les fausses membranes et dans le pus.

Il est également permis de supposer que le sang est chargé d'un excès de principes excrémentitiels dont l'élimination amènerait la lésion rénale ; ce qui le prouve, c'est le caractère temporaire de la plupart de ces inflammations. Il reste néanmoins à déterminer la nature de l'irritant.

La pathologie expérimentale peut, dans une certaine mesure, nous donner une explication de ce qui se passe dans les maladies infectieuses. L'empoisonnement expérimental par la cantharidine a donné à Browicz (*Centrablatt. f. med. Wissenschaften*, mars 1879), et plus récemment à M. Cornil, les résultats les plus intéressants au point de vue de la genèse des néphrites.

On peut, en effet, au moyen de cette méthode, amener des inflammations, soit suraiguës, soit chroniques, et qui ont avec les altérations du rein chez l'homme les plus grandes analogies. Il faut ajouter cependant que dans l'empoisonnement rapide par la cantharidine, on voit survenir, à cause de la trop grande proportion de substance irritante contenue dans le sang, des inflammations d'un grand nombre de muqueuses et d'organes divers (poumon, trachée et bronches, intestin, vessie). Or la cantharidine s'élimine en nature, est-il permis de trouver dans ce fait une analogie avec ce qui se passe chez l'homme dans les maladies générales.

Il y a certainement de très intéressantes recherches à faire avec les différents poisons. En évoluant, la néphrite cantharidienne chronique amène des lésions conjonctives. Tout récemment MM. Charcot et Gombault (*Archives phys.*, janvier 1881) ont montré que la néphrite saturnine expérimentale qui aboutit à un rein scléreux est primitivement une néphrite épithéliale.

Comme conclusion générale de tous ces faits, nous dirons que l'étude des altérations du rein dans les fièvres, contrôlée par l'expérimentation, nous oblige à admettre un processus inflammatoire agissant en premier lieu sur l'élément sécréteur et l'appareil glomérulaire. Nous ajouterons que dans certains cas ces altérations peuvent devenir chroniques, et qu'en conséquence elles peuvent être considérées comme le premier degré de la néphrite parenchymateuse ainsi que la comprenaient Reinhart, Rayer, Virchow et Frerichs.

CHAPITRE II

DES NÉPHRITES PARENCHYMATEUSES

Ce que nous avons dit en terminant le dernier chapitre montre bien qu'il n'y a rien de plus arbitraire que les divisions dont nous faisons précéder nos principaux chapitres, nous les avons conservées parce qu'elles sont consacrées par l'usage et qu'elles reposent sur l'observation clinique, sans l'aide de laquelle il nous serait impossible de donner des divisions nettes et précises.

C'est, en effet, (si l'on s'en rapporte uniquement à l'examen histologique,) par nuances insensibles que l'on passe des néphrites albumineuses passagères, aux néphrites parenchymateuses vraies, et la raison la meilleure à en donner, c'est que les mêmes maladies peuvent amener soit des néphrites passagères, soit des néphrites permanentes.

Nous avons déjà cité à plusieurs reprises la scarlatine et la fièvre typhoïde, nous pouvons joindre à ces causes la plus vulgaire, le froid. Quelques auteurs, parmi lesquels nous citerons Bartels, y ajoutent la grossesse.

La clinique nous montre que ces différentes affections peuvent produire des troubles identiques, le microscope confirme cette opinion. Dans les cas où la néphrite parenchymateuse a frigore offre une marche suraiguë, elle s'accompagne de lésions très analogues à celles de la scarlatine ou de la fièvre typhoïde arrivées à un certain degré.

Il y a donc démonstration complète de l'identité du processus et passage certain de la forme légère à la forme grave et permanente.

Les néphrites parenchymateuses peuvent, au point de vue

de leur marche, se ranger sous trois formes principales : les néphrites parenchymateuses aiguës, les néphrites parenchymateuses subaiguës et les néphrites chroniques.

On a fréquemment l'occasion d'examiner ces néphrites à divers degrés de développement, et à des phases très différentes de leur évolution. Nous allons résumer les altérations principales que nous avons relevées sur douze cas qui se sont présentés à notre observation.

Dans les néphrites parenchymateuses aiguës a frigore évoluant rapidement, on trouve des dilatations tubaires considérables, peut-être plus marquées que celles qui ont été décrites à propos des néphrites des fièvres. Les cellules de revêtement ont subi toutes les modifications indiquées plus haut (turgescence, multiplication nucléaire, contenu colloïde, état cavitaire, etc.). Les exsudats intratubulaires sont très abondants et très variés ; ils sont à peu près les mêmes que ceux dont nous avons déjà parlé, mais il existe davantage de cylindres et de globules graisseux. Ces exsudats, mal indiqués dans les néphrites catarrhales, avaient attiré il y a déjà longtemps l'attention des histologistes dans les néphrites parenchymateuses.

On trouvera dans l'ouvrage de Bartels, et plus encore dans une présentation faite à la Société de biologie par MM. Kelsch et Kiener, le résumé des opinions émises par les principaux micrographes sur la nature et l'origine de ces exsudations. Les uns avec Henle admettent que ces exsudations proviennent du sang, d'autres avec Ottomar-Bayer et Axel-Key pensent que ce sont des détritus épithéliaux conglomérés, enfin le plus grand nombre (Ocdmansson, OErtel, Rovida, Aufrecht, Cornil, etc...) regardent les exsudations comme le résultat d'une sécrétion épithéliale. C'est là, en effet, la cause la plus importante, mais les deux autres explications sont également exactes.

MM. Kelsch et Kiener, dans leur communication, faisaient remarquer que ces sécrétions épithéliales se rencontraient dans tous les cas de congestion rénale, qu'on les trouvait également dans un grand nombre de conduits normaux (tubes du corps de Wolff, reins d'embryon de quelques mammifères, glandes muqueuses du corps de l'utérus, etc.), et que partant elles n'avaient pas l'importance que leur attribuent certains auteurs. Il est possible que ces sécrétions, seulement celles qui offrent l'aspect muqueux, se rencontrent dans des reins presque sains, mais nous affirmons que si on les y rencontre, c'est en très petite quantité ; au contraire, chaque fois qu'il y a hyperhémie rénale, il y une production énorme de ces sécrétions.

Il y aurait donc, en tous cas, une exagération extrême d'un phénomène physiologique, c'est-à-dire une lésion. En est-il donc autrement dans les bronchites, y a-t-il autre chose qu'une exagération d'un flux à peine sensible à l'état normal ? Nous ne faisons donc pas de ces sécrétions muqueuses le caractère pathognomonique des néphrites, elles sont simplement en rapport avec l'hyperhémie ou la congestion vasculaire, mais lorsqu'en même temps que les sécrétions muqueuses existent des sécrétions colloïdes, des cylindres abondants, des irritations cellulaires et de la glomérulite, aucun doute n'est possible, il y a non seulement hyperhémie mais néphrite.

Ceci dit à propos des sécrétions épithéliales dans les formes les plus aiguës des néphrites parenchymateuses, nous passerons aux altérations qui les séparent davantage des néphrites catarrhales passagères.

Nous trouvons une première différence dans les lésions du tissu conjonctif. Ces lésions sont déjà mieux indiquées, un certain nombre de glomérules sont presque totalement fibreux ou chroniquement enflammés ; en même temps, on remarque un épaississement de la paroi amorphe des tubes et du tissu conjonctif intertubulaire. C'est surtout au voisinage des glomérules ou des artérioles qui les avoisinent que ce travail inflammatoire se produit. Les artérioles présentent par places, soit de la périartérite, soit de la périartérite et de l'endartérite ; l'endartérite peut être oblitérante.

Dans les formes franchement inflammatoires, ces détails ne sont pas douteux ; en même temps il existe peu ou pas de dégénérescence graisseuse des cellules.

Dans les formes subaiguës d'une durée de plusieurs mois nous retrouvons les mêmes lésions en y ajoutant un plus grand nombre de cellules graisseuses, le tissu conjonctif est également pris et même en plus forte proportion.

Enfin, dans les formes les plus chroniques, la dégénérescence graisseuse est beaucoup plus avancée, mais le tissu interstitiel est néanmoins épaissi. On peut retrouver des granulations graisseuses dans les glomérules devenus fibreux, dans le tissu conjonctif intertubulaire et dans les faisceaux conjonctifs de la capsule d'enveloppe du rein. Les tubes contiennent, outre les éléments cités plus haut, des corpuscules graisseux de forte dimension très analogues aux corpuscules de Gluge.

A ce degré les cellules ont perdu leur forme et contiennent de grosses gouttelettes graisseuses, mais néanmoins elles peuvent contenir plusieurs noyaux, nous avons trouvé une de ces cellules qui en contenait sept. Elles reposent sur des parois tubulaires épaissies, mais non dans toute leur étendue.

Il nous est impossible d'insister sur toutes les variétés que peuvent présenter les reins dans la néphrite parenchymateuse, mais cependant il est indispensable de parler des formes les plus curieuses.

Ces formes tiennent à l'inégale répartition des lésions sur les divers éléments de l'organe. Dans une observation de néphrite parenchymateuse survenue chez un sujet syphilitique, sans cause appréciable telle que le froid, et ayant évolué en six semaines, nous avons trouvé des reins volumineux, grisâtres et lisses. Les exsudations existaient, mais moins abondantes que d'ordinaire, la lésion la plus marquée était la suivante : entre le bouquet vasculaire du glomérule et la capsule de Malpighi existaient un grand nombre de cellules desquamées provenant de l'épithélium de la capsule. Elles étaient serrées les unes contre les autres et comprimaient le glomérule. Quelques-unes de ces cellules contenaient déjà de la graisse.

Cette forme de glomérulite est assez fréquente, nous l'avons rencontrée nombre de fois et nous avons fait déjà allusion à un travail de Langhans où elle a été indiquée et même figurée avec beaucoup d'exactitude. Elle a pour nous une importance extrême, car elle peut être suivie à courte échéance de la désorganisation complète du glomérule et de son passage à l'état fibreux. Les capsules de Malpighi s'épaississent, elles s'entourent d'un anneau fibreux, et entre les couches successives on rencontre les cellules de la capsule de Malpighi qui sont restées incluses dans le tissu.

Si l'affection dure plusieurs mois, le tissu fibreux se développe et peut prendre des proportions assez considérables.

L'inflammation glomérulaire porte inégalement sur le peloton vasculaire et sur la capsule et produit de nombreuses variétés.

Ainsi, comme nous venons de l'indiquer, disposition admise par Bartels, à un certain degré des néphrites parenchymateuses (nous ne disons pas de toutes, mais d'un grand nombre) l'élément fibreux prend part à l'inflammation. Mais quelle est l'importance de ce tissu conjonctif au point de vue clinique ? Elle est nulle ; dans toutes ces conditions, les urines sont peu abondantes, fortement colorées et extrêmement albumineuses ; les œdèmes, l'anasarque sont la règle.

Néanmoins, ces dispositions sont utiles à connaître, car elles montrent sous combien d'aspects peut se présenter la néphrite parenchymateuse et la possibilité de sa terminaison en rein fibreux.

Il est donc inexact de croire que, dans les néphrites parenchymateuses d'une durée de plusieurs mois, la lésion *essentielle fondamentale* soit la dégénérescence graisseuse des cellules.

La pathologie expérimentale vient à l'appui de ce que nous disons. Dans l'empoisonnement chronique par la cantharidine, les deux éléments du rein sont touchés quand les animaux résistent, ce qui est facile à obtenir en leur administrant de petites doses tous les deux ou trois jours et en employant des animaux vigoureux, des chiens par exemple. MM. Charcot et Gombault, de leur côté, ont obtenu à la suite de l'empoisonnement chronique par le plomb des néphrites d'abord épithéliales et finalement scléreuses.

Si nous revenons sur ces faits, c'est que si la plupart des auteurs ont admis après Reinhart, Rayer, Virchow, Frerichs, Lecorché, Bartels, Lancereaux, la nature inflammatoire de la néphrite parenchymateuse, d'autres, Traube, Klebs ; en France M. Kelsch, ont cherché à supprimer de la nosologie rénale la néphrite parenchymateuse et à en faire un processus dégénératif d'emblée.

M. Charcot, dans ses leçons publiées en 1874, se tient sur la réserve.

Nous avons déjà discuté la partie du travail de M. Kelsch, qui a trait aux néphrites dans les maladies générales, et en particulier dans la scarlatine ; il nous faut actuellement reprendre ce qu'il dit à propos des néphrites parenchymateuses vraies.

« Le tissu conjonctif, dit M. Kelsch, n'est pas atteint dans la néphrite parenchymateuse, les vaisseaux capillaires ne sont nullement modifiés, les glomérules sont sains ou amyloïdes ; l'épithélium est bien gros et trouble, mais il est surtout graisseux et c'est là une altération ischémique au premier chef. Comprendrait-on d'ailleurs un processus inflammatoire étendu à l'épithélium rénal qui laisserait intact le tissu conjonctif et surtout les glomérules ? A-t-on démontré la phase hyperhémique des néphrites, et ne sait-on pas que les maladies qui donnent le gros rein blanc sont surtout la tuberculose, la scrofule, la syphilis, et les altérations osseuses chroniques ? »

Tout ce que nous avons dit précédemment sur les altérations épithéliales, glomérulaires et conjonctives répond suffisamment aux objections de M. Kelsch, et nous n'y reviendrons pas.

Mais affirmer que l'état trouble et graisseux de l'épithélium est une altération ischémique, c'est avancer une hypothèse sans démonstration, car la graisse peut être simplement un reliquat inflammatoire. Enfin, M. Kelsch cite comme fréquente l'altération amyloïde des glomérules ; l'altération amyloïde peut en effet accompagner la néphrite parenchymateuse, mais rarement, et d'ailleurs sans lui imprimer de cachet spécial. D'autre part, la dégénérescence amyloïde peut bien s'observer non à titre de complication, mais comme affection distincte et très étendue chez les scrofuleux et les tuberculeux ; mais si la tuberculose et la scrofule amènent des altérations rénales, elles ne sont nullement comparables à celles dont nous nous sommes occupés.

M. Kelsch a donc réuni à tort dans une même description la dégénérescence amyloïde du rein avec la néphrite parenchymateuse, et s'il n'eût envisagé que les néphrites parenchymateuses consécutives à l'action du froid, à la grossesse, aux maladies fébriles, il serait probablement arrivé aux conclusions de MM. Bartels et Lancereaux. Ce dernier auteur dit en effet au début de son chapitre sur les néphrites épithéliales : « Ces néphrites consistent essentiellement dans une modification primitive des épithéliums des tubuli qui se tuméfient et s'infiltrent de granulations protéiques, en même temps que se produit un exsudat fibrino-albumineux à l'intérieur du canalicule. Elles constituent des lésions extrêmement distinctes des néphrites interstitielles et tout aussi différentes que les pneumonies lobulaires dont elles se rapprochent peuvent l'être des pneumonies scléreuses avec lesquelles la néphrite interstitielle a la plus grande ressemblance. Par conséquent, il n'y a pas lieu d'être surpris si les néphrites épithéliales ont une origine et une évolution particulières. Le tissu conjonctivo-vasculaire ne prend en général aucune part au processus de la néphrite épithéliale ; cependant on trouve quelquefois à la suite de la scarlatine et de la fièvre typhoïde des reins volumineux, qui, indépendamment de l'altération granuleuse des épithéliums, présentent entre les tubes rénaux des traînées de petites cellules rondes tassées les unes contre les autres, circonstance qui a conduit certains auteurs (Kelsch) à ranger cette altération dans le groupe des néphrites interstitielles. »

M. Lancereaux, qui a décrit dans le même chapitre les altérations rénales des néphrites passagères et des néphrites permanentes dit à un autre endroit : « L'altération des cellules épithéliales du rein dans les maladies infectieuses, que l'on veut distraire à tort de l'inflammation, se comporte comme un processus phlegmasique, car indépendamment de l'exsudat fibrino-albumineux qui infiltre les éléments épithéliaux, ceux-ci peuvent revenir à l'état normal primitif ou subir une transformation graisseuse. »

Ainsi, pour M. Lancereaux, aucun doute sur la nature

inflammatoire des néphrites parenchymateuses ou épithéliales comme il les désigne ; elles peuvent rétrocéder, guérir complétement, ce qui serait difficile à admettre si le processus était dégénératif d'emblée.

Bartels développe la même opinion, et cite plusieurs cas de néphrite parenchymateuse *a frigore* ayant duré plusieurs mois et terminés par la guérison.

« Dans les néphrites parenchymateuses légères, dit-il, il y a toujours et primitivement gonflement et tuméfaction des épithéliums, le tissu interstitiel ne montre alors aucune modification appréciable. Dans les cas les plus avancés et quand la maladie s'accentue, les lésions instertitielles ne manquent jamais. Il peut y avoir infiltration des cellules lymphoïdes, puis, ultérieurement, altération fibreuse des glomérules et du tissu interstitiel. »

Bartels tend à admettre la terminaison de la néphrite parenchymateuse par le petit rein gras granuleux ; cette opinion nous paraît très justifiée par les détails que nous avons rapportés plus haut.

C'est le lieu de revenir sur un point que nous avons à peine effleuré ; existe-t-il des néphrites mixtes ?

Si l'on doit entendre par néphrite mixte une inflammation rénale où les deux éléments sont touchés, on peut dire que les néphrites parenchymateuses sont souvent mixtes.

Mais si l'on a bien suivi le mécanisme de formation du tissu interstitiel, on voit qu'il résulte du retentissement de la lésion épithéliale et glomérulaire sur le tissu conjonctif de l'organe; et, suivant l'intensité du phénomène, les lésions sont plus ou moins accentuées. Mais peu importe, au point de vue nosologique, que le microscope démontre l'existence exagérée du tissu fibreux, si pendant toute l'évolution de la maladie on a observé tous les symptômes d'une néphrite parenchymateuse. Or, chacun s'entend aujourd'hui sur ce que l'on doit entendre cliniquement sous le nom de néphrite parenchymateuse, et il est une chose certaine, c'est qu'à l'autopsie on ne trouve pas toujours un gros rein blanc, le rein peut être gros et granuleux, gros et grisâtre mais lisse, petit et gras granuleux, petit et lisse. En résumé, à une forme clinique parfaitement déterminée, peuvent correspondre des variétés anatomiques et histologiques assez nombreuses.

La production du tissu conjonctif a donc une légère importance quand les lésions parenchymateuses sont accentuées. On sait d'autre part que dans le cas où le tissu conjonctif seul est pris, en un mot, dans les premières phases de la sclérose rénale, souvent on n'observe aucun symptôme, et la polyurie n'apparaît qu'au moment où le tissu interstitiel est déjà très notablement atteint. Le début de la sclérose rénale est tellement lent et insidieux, qu'elle peut être soupçonnée par des symptômes extra-rénaux ; c'est d'ailleurs un sujet sur lequel nous reviendrons plus loin.

Mais cette néphrite interstitielle peut, à un moment donné (ce qui est fréquent) se compliquer d'altérations parenchymateuses de telle sorte qu'à l'examen anatomique des reins, il peut être difficile de dire si l'on a affaire à une néphrite parenchymateuse ou à une néphrite interstitielle. Comment le déterminera-t-on ? En se reportant aux symptômes cliniques et à l'étiologie ; sans ces éléments, sans ces renseignements on peut être dans le doute et commettre une erreur.

Est-ce à dire que les causes qui produisent d'une part la néphrite parenchymateuse, de l'autre la néphrite interstitielle, ne puissent pas agir simultanément sur le rein pour constituer des néphrites réellement mixtes ? Cela est possible, mais il faut avouer qu'aujourd'hui encore nous en sommes réduits aux hypothèses, car l'étiologie et la pathogénie de beaucoup de néphrites chroniques est encore obscure.

Néanmoins, pour fixer les idées à ce sujet, nous allons rapporter très brièvement deux observations très instructives à cet égard.

Dans un premier fait, il s'agissait d'un homme de 44 ans ayant eu une fièvre typhoïde un an auparavant, les symptômes cliniques prédominants avaient été ceux d'une néphrite parenchymateuse ; à l'autopsie on trouva des reins petits lisses où les altérations interstitielles étaient très avancées. Cet homme avait des antécédents alcooliques très manifestes, il était athéromateux, le cœur était gros. Est-il possible de dire, dans ces circonstances, si la néphrite épithéliale avait eu comme point de départ la fièvre typhoïde à la suite de laquelle il était resté six mois malade, et si les lésions interstitielles très accentuées étaient en rapport avec l'athérome généralisé ? Nous croyons qu'il est impossible de se prononcer à cet égard, et qu'on pourrait à la rigueur considérer les altérations interstitielles comme secondaires et consécutives à l'altération parenchymateuse.

Dans le second fait, il s'agissait d'un homme de 31 ans, alcoolique, qui avait présenté également des symptômes non équivoques de néphrite parenchymateuse, et à l'autopsie duquel on trouva des reins de volume moyen granuleux et un cœur hypertrophié.

Les lésions interstitielles, dans ce cas, étaient-elles sous la dépendance de l'alcoolisme ou de l'altération épithéliale,

Nous ne pouvons passer en revue toutes les observations que nous avons recueillies, mais elles présentent toutes des particularités intéressantes à discuter, mais dont la solution est impossible à trouver aujourd'hui.

En parcourant la littérature médicale, et en soumettant les observations publiées comme exemple de néphrites mixtes à une critique rigoureuse, on arrive à cette conclusion qu'il s'agit presque toujours de néphrites ayant présenté des symptômes de néphrite parenchymateuse et qui révélaient, à l'examen histologique, des lésions interstitielles ; le contraire a lieu également.

Nous devons donc admettre jusqu'à nouvel ordre qu'un rein présentant des lésions mixtes très accentuées peut être le résultat de causes morbides diverses agissant simultanément, en dehors de ces faits et en faisant cette restriction ; il faut se rappeler qu'au point de vue microscopique, les néphrites chroniques sont souvent mixtes, et que les deux néphrites peuvent aboutir à des formes histologiques analogues. Mais, encore une fois, le microscope ne doit pas avoir comme résultat de compliquer les divisions nosologiques, et c'est à la clinique seule, appuyée sur l'étiologie, qu'il appartient d'établir les espèces morbides. Or, la néphrite parenchymateuse et la néphrite interstitielle correspondent à des types sur lesquels tous les auteurs sont à peu près d'accord.

CHAPITRE III.

DES NÉPHRITES INTERSTITIELLES.

Les néphrites interstitielles ne s'accompagnent pas toujours d'altérations épithéliales ou tubaires, ou du moins, dans quelques circonstances, ces lésions peuvent être minimes.

Dans ces conditions elles peuvent évoluer en conservant leur caractère de sclérose pendant un temps qu'il est impossible de déterminer exactement, vu l'impossibilité où l'on est de fixer le début de la lésion. Et, en effet, l'élément le premier atteint et atteint chroniquement est l'élément vasculaire de l'organe. C'est par le vaisseau que débute l'enflammation, c'est du vaisseau qu'elle rayonne.

Il est un fait cependant, admis aujourd'hui sans conteste, c'est que la néphrite interstitielle peut s'accompagner, et s'accompagne assez souvent d'albuminurie. Cette albuminurie d'abord fugace peut s'établir définitivement après avoir présenté des rémissions. Dans ces conditions, et M. Cornil a insisté sur ce fait dans son mémoire (*Journ. anat. et phys.*, sept. 79), il existe des lésions parenchymateuses assez intenses et assez nettes.

Nous croyons qu'après les développements qui ont été donnés plus haut à différentes reprises, il est inutile de revenir sur une description déjà faite, on trouvera dans l'ouvrage de M. Cornil des détails à ce sujet.

Il nous suffira de rappeler que les cellules peuvent présenter toutes les altérations (turgescence, état cavitaire, augmentation de volume, etc.) que l'on rencontre dans les néphrises parenchymateuses ordinaires.

Tous les degrés d'irritation ou d'altération cellulaire s'y

rencontrent jusqu'à la dégénérescence graisseuse la plus avancée.

Les atérations exsudatives sont également les mêmes, elles sont muqueuses ou colloïdes, elles produisent des dilatations tubaires, parfois considérables. De toutes les altérations, celles qui sont le plus prononcées, et pour ainsi dire caractéristiques de la néphrite interstitielle arrivée à son degré ultime, ce sont les dilatations des tubes et les altérations glomérulaires.

Les dilatations des tubes prennent parfois des dimensions colossales. Elles reconnaissent pour cause une constriction ou un étranglement du tube dans un point situé en aval de la lésion.

Ces ectasies tubaires peuvent, à un moment donné, se séparer du reste du tube urinifère et former de véritables kystes complètement indépendants. Ces kystes sont souvent le résultat de la fusion de plusieurs poches voisines dont les cloisons se sont amincies jusqu'à disparaître.

Le revêtement de ces cavités est constitué soit par des cellules cavitaires, soit par une membrane protoplasmique continue et munie de noyaux. Ces membranes peuvent être très minces, on les observe quelquefois décollées de la paroi et flottant dans les cavités kystiques. Ces lambeaux protoplasmiques ne sont pas inactifs et contiennent des quantités de noyaux serrés les uns contre les autres, mais très irrégulièrement disposés. Il existe donc dans ces parties un travail cellulaire assez actif, peut-être un travail de régénération.

Le contenu de ces cavités est généralement composé de boules muqueuses sphériques et incolores, quelquefois de boules plus réfringentes et colloïdes. D'autres tubes très dilatés sont remplis par une coagulation hyaline tenant en suspension des fragments de cellules ou des cellules entières détachées de la paroi.

La membrane propre des tubes contournés et des tubes de Henle est fréquemment d'une épaisseur double ou triple de l'épaisseur normale.

Les tubes de Henle offrent souvent un revêtement épithélial composé de cellules aplaties, et la lumière du conduit est entièrement occupée par un cylindre hyalin.

Au niveau des glomérules on constate également un épaississement énorme de la capsule glomérulaire, elle est entourée souvent par une zone fibreuse assez épaisse.

Entre la membrane propre et le glomérule on trouve des cellules aplaties séparées par des faisceaux fibreux fins. Ce cellules représentent les anciennes cellules de la capsule de Malpighi et qui sont devenues partie intégrante de la membrane d'enveloppe.

Il est inutile de nous attarder plus longtemps sur ces détails anatomiques connus de tous, et dont nous avons déjà parlé en décrivant l'évolution de la glomérulite.

En résumé la néphrite interstitielle se caractérise principalement à sa période d'état par des dilatations tubaires énormes, des kystes de dimensions variées, et des lésions épithéliales et exsudatives absolument identiques à celles que nous avons décrites dans les néphrites parenchymateuses.

La dégénérescence amyloïde peut compliquer la néphrite interstitielle sans qu'il soit possible d'en soupçonner l'existence; nous en avons observé un exemple remarquable chez une femme de 64 ans qui avait présenté un type de néphrite interstitielle terminée par albuminurie et cœur scléreux. Dans ce même fait il existait un épaississement des artères dont la couche externe présentait l'aspect hyalin. Cette couche hyaline était formée non de substance amyloïde, car elle ne se colorait pas en rouge par le violet de méthylaniline, mais de tissu fibreux très dense. Cette altération des artères se rencontre dans presque toutes les néphrites interstitielles.

Dans tous les cas où un rein présente en même temps que des lésions interstitielles des lésions étendues du parenchyme, doit-on lui donner le nom de néphrite mixte? Nullement. C'est un point que nous avons déjà traité en partie, mais qui se représente ici fatalement à cause de la similitude des lésions anatomiques.

Nous avons dit, que pour élucider cette question, il fallait s'en rapporter à l'observation clinique et aux antécédents.

Or la néphrite interstitielle a toujours une marche très lente, presque insidieuse; elle s'accompagne presque constamment d'hypertrophie cardiaque et de bruit de galop, elle atteint de préférence les individus ayant dépassé 45 ans et athéromateux.

Les travaux publiés dans ces dernières années sur la néphrite interstitielle nous obligent à revenir sur quelques points de sa nature et de sa pathogénie sujets encore à contestation. Ce qui semble ressortir de l'examen approfondi de ces théories et de l'observation directe des faits, c'est que la néphrite interstitielle n'est que la manifestation d'une maladie plus générale envahissant le système vasculaire tout entier et en particulier celui du rein.

Cette théorie n'est pas nouvelle, elle a été indiquée en France par M. Lancereaux (*Dict. encyclop.*, art. Rein, 1871) et en ces termes : « En résumé, dans la néphrite scléreuse généralisée, nous constatons deux ordres d'altérations. Les unes, caractérisées par l'organisation d'un tissu cicatriciel, occupent surtout le rein, mais elles se rencontrent également dans d'autres organes, et en particulier dans les vaisseaux artériels, le nerf optique etc... L'extension de ces lésions est la meilleure preuve à l'appui de la proposition que nous avons émise au début de ce travail, à savoir, qu'il n'existe pas, à vrai dire, de maladie des reins, et que l'altération de ces organes est l'expression anatomique d'une maladie plus générale.

» Les autres sont des altérations secondaires résultant de l'insuffisance de la sécrétion urinaire; elles ont leur siège dans les organes appelés à suppléer cette sécrétion, et portent spécialement sur les glandes de l'estomac, de l'intestin et les membranes séreuses. » Cependant M. Lancereaux fait des réserves pour certains cas.

La même idée fut soutenue l'année suivante (1872) par Gull et Sutton.

Sur quels arguments peut-on s'appuyer aujourd'hui pour soutenir cette opinion ? Sur ce que la néphrite interstitielle débute par l'appareil vasculaire, et qu'elle évolue avec une très grande lenteur, comme toutes les lésions du même genre. Elle ne se manifeste par des symptômes rénaux que tardivement, et le premier de tous est la polyurie. Encore est-ce un phénomène inconstant et qui peut être précédé par l'apparition des troubles cardiaques. Si, d'autre part, on parcourt les auteurs classiques, on voit que les complications les plus ordinaires de la néphrite interstitielle sont l'hypertrophie cardiaque, les hémorrhagies nasales, pulmonaires, cérébrales ou méningées. Et ces symptômes sont presque toujours reliés à des lésions athéromateuses, ou artérielles généralisées. Gull et Sutton avaient parfaitement indiqué cette coïncidence; ils avaient cependant mal interprété la lésion, pour eux elle consistait dans l'envahissement des artères par une substance hyaline spéciale; cette substance hyaline n'est autre qu'une modification du tissu fibreux jeune; elle présente de grandes analogies avec celle qui a été décrite par Recklinghausen, et récemment par M. Meyer, de Strasbourg, dans les *Archives de physiologie* (1880).

MM. Debove et Letulle, dans un mémoire paru dans les

Archives de médecine (mars 1880), confirmèrent ces lésions scléreuses des petits vaisseaux et décrivirent la sclérose cardiaque. Ils n'admettent, pour expliquer l'hypertrophie cardiaque, ni la théorie de Bright, ni celle de Traube, ni celle de Gull et Sutton, mais pensent que l'hypertrophie cardiaque est sous la dépendance de l'altération vasculaire de cet organe, et que les altérations vasculaires sont des coeffets d'un état général spécial, d'une diathèse fibreuse.

Nous avons nous-même plusieurs fois observé cette sclérose très nettement développée dans les piliers du cœur, et nous partageons complètement cette manière de voir.

Tout dernièrement encore, dans le laboratoire de M. Recklinghausen, M. Sotnitschewsky (*Archiv Virchow*, 1880) a étudié les lésions des petits artères du corps dans la néphrite interstitielle. Ses examens ont porté sur dix-sept cas, tous après quarante ans, et il a trouvé les lésions artérielles dans les vaisseaux de la pie mère, de la rate, du foie, de la langue, sans compter les reins. Jamais les artères ne présentaient une hypertrophie de leur tunique musculaire.

Ainsi, très grande fréquence des altérations des petits vaisseaux, altérations athéromateuses des gros conduits, voilà ce qu'il est possible de constater dans un grand nombre de circonstances.

Ces lésions sont très suffisantes pour expliquer les complications de la néphrite interstitielle, même les hémorrhagies rétiniennes ou autres, puisque l'endartérite rétinienne a été signalée (Th. Rendu, 1878).

Il semble difficile d'admettre que toutes ces lésions si intenses et si générales soient sous la dépendance de la néphrite interstitielle. Il est plus rationnel de penser que les hémorrhagies cérébrales, méningées, bulbaires comme nous en avons vu un cas, sont sous la dépendance d'altérations vasculaires primitives, dont la cause première nous échappe.

Cette diathèse scléreuse manifeste son action en frappant successivement ou simultanément le cœur, le rein et les autres organes.

En admettant ce mécanisme, cette pathogénie, on peut comprendre pourquoi ce sont tantôt les phénomènes cardiaques, tantôt les phénomènes rénaux qui prédominent ; comment aussi le tableau clinique peut être interrompu par un accident tel qu'une hémorrhagie cérébrale ou méningée ou une syncope d'origine cardiaque (Debove, *Union méd.*, 31 octobre 1880).

Mais nous ne croyons pas que la période ultime de la néphrite interstitielle soit toujours dominée par l'état du cœur, comme tendent à le démontrer MM. Debove et Letulle. Il est, en effet, des néphrites interstitielles dans lesquelles la période asystolique manque, et qui se terminent par des symptômes de néphrite parenchymateuse, albuminurie intense et œdèmes multiples. Cette albuminurie et ces œdèmes peuvent exister sans désordres cardiaques, ceux-ci n'apparaissant que dans les derniers jours. La théorie de MM. Debove et Letulle n'en reste pas moins exacte pour nous dans un certain nombre de cas.

Il nous reste à indiquer très rapidement les rapports de la néphrite interstitielle avec le rein sénile. Nous pensons que l'existence de lésions scléreuses assez avancées dans le rein des vieillards sans qu'il y ait ni albuminurie, ni trouble appréciable (au moins dans beaucoup de circonstances) est une preuve de plus que le développement du tissu interstitiel dans le rein n'a aucune importance quand il n'a pas atteint un certain degré.

Enfin, en terminant, nous sommes obligés de reconnaître qu'il existe des cas de néphrite interstitielle dont il est difficile d'expliquer la pathogénie. Nous citerons comme exemple l'observation d'un jeune homme de vingt-sept ans mort dans le service de M. Proust et dont les pièces nous ont été communiquées par notre collègue et ami M. Comby. La néphrite avait eu une marche assez rapide, les symptômes cliniques les plus marquants avaient été un œdème considérable et un bruit de galop. A l'autopsie on trouva un cœur gros, un rein petit lisse, une substance corticale très atrophiée.

D'athérome nulle part. On n'avait observé que les dernières phases de cette néphrite, les renseignements étaient insuffisants, cet homme n'avait jamais eu de maladie antérieure, pas d'alcoolisme, et, bien que peintre sur porcelaine depuis longtemps, il n'avait jamais eu aucun accident saturnin.

L'examen microscopique révéla l'existence de lésions interstitielles, glomérulaires et épithéliales extrêmement étendues, une atrophie considérable du labyrinthe et un commencement de périartérite et d'endartérite dans les vaisseaux d'un des piliers du cœur gauche.

Dans cette observation, ni l'âge, ni les antécédents, ni l'étiologie ne peuvent donner une explication de cette forme rapide et atrophique. S'il n'y avait pas eu pendant la vie de bruit de galop très net, si nous n'avions pas trouvé à l'examen histologique un commencement de sclérose des piliers du cœur coïncidant avec une hypertrophie énorme du ventricule gauche, nous n'aurions pas hésité à faire de cette affection une néphrite parenchymateuse à forme subaiguë terminée par rein fibreux.

Il résulte de la discussion de ce fait un enseignement, c'est que, ainsi que nous l'avons dit à propos des néphrites parenchymateuses, le point le plus obscur de l'histoire des néphrites c'est l'étiologie, et que, pour arriver à classer définitivement ces faits exceptionnels, il faudra examiner avec beaucoup de soin à l'œil nu et au microscope tous les viscères et le système vasculaire en entier. Ces faits, méthodiquement groupés, et comparés aux résultats obtenus par la pathologie expérimentale, pourront peut-être donner une explication plus satisfaisante de phénomènes si complexes.

CONCLUSIONS GÉNÉRALES

1. Les altérations du rein dans les fièvres méritent le nom de néphrites catarrhales, elles se traduisent par des hyperhémies très intenses, par des exsudations tubulaires, et par des lésions vasculaires portant principalement sur le glomérule.

2. Quelques-unes d'entre elles peuvent donner lieu à des néphrites permanentes, la scarlatine et la fièvre typhoïde principalement.

3. Les néphrites parenchymateuses aiguës ou subaiguës, de quelque nature qu'elles soient, offrent entre elles une grande analogie, sinon une identité complète. Ce sont des inflammations au sens vrai du mot.

4. Dans leurs phases ultérieures, les néphrites parenchymateuses aiguës, suraiguës ou subaiguës peuvent aboutir soit à un gros rein blanc, soit à un petit rein, chacune de ces espèces pouvant d'ailleurs être lisse ou granuleuse.

5. Dans la néphrite parenchymateuse subaiguë et dans les formes les plus chroniques et les plus lentes, la dégénérescence graisseuse est quelquefois très accentuée; même dans ces cas, le tissu conjonctif peut être très développé (petit rein gras granuleux).

6. *Histologiquement* il existe dans toutes ces formes des lésions mixtes plus ou moins accusées, néanmoins *cliniquement* elles rentrent toutes dans la néphrite parenchymateuse, dans le mal de Bright. Le mal de Bright correspond donc à plusieurs formes anatomiques.

7. La néphrite interstitielle est l'apanage d'un âge avancé et paraît dans un grand nombre de circonstances être la manifestation d'une altération vasculaire généralisée.

Il existe peu d'exceptions à cette règle.

8. Les causes qui amènent d'une part la néphrite parenchymateuse, d'autre part la néphrite interstitielle peuvent-elles agir simultanément de façon à produire des néphrites d'emblée mixtes? cela est probable, mais l'étiologie des néphrites est encore trop obscure pour que l'on puisse avancer une idée précise à ce sujet. Nous ne connaissons pas d'une façon suffisante le mode d'action de l'alcoolisme, de la syphilis, du saturnisme pour nous faire une idée de l'action combinée de ces diverses maladies.

9. La plupart des observations publiées dans ces dernières années sous le nom de néphrites mixtes se rapportent soit à des néphrites parenchymateuses avec lésions interstitielles marquées, soit à des néphrites interstitielles terminées par albuminurie. Il est certain qu'au seul examen anatomique d'un rein (si les antécédents et la marche clinique sont inconnus) il peut être impossible de dire à quelle variété il appartient.

10. Il résulte de ce fait la nécessité de faire des examens anatomiques et histologiques très complets de tous les organes importants et du système vasculaire et de reprendre les expériences de pathologie expérimentale dont les résultats sont déjà très instructifs.

BIBLIOGRAPHIE

Pour la plupart des travaux à consulter nous renvoyons à la bibliographie publiée dans la thèse d'agrégation de M. Rendu, 1878. Nous indiquons ci-dessous quelques travaux importants publiés depuis cette époque.

Browicz. Contribution à l'étude de la néphrite aigue. Centrablatt f. Med. Wissenschaften, mars 1879.

Grawitz et *Oscar Israël.* Experimentelle Untersuchungen über den Zusammenhang zwischen Nierenerkrankung und Herzhypertrophie Virchow's archiv, August 79.

Woorhœve. Sur la formation des prétendus cylindres fibrineux. Virchow's archiv, 1880.

Langhans. Ueber die Veränderungen der Glomeruli bei der Nephritis, nebst einigen Bemerkungen über die Enstehung der Fibrincylinder. Virchow's archiv, april 1880.

Sotnitschewsky. Ueber das Verhalten der kleinen Körperarterien bei granular Athrophie der Nieren. Virchow's archiv, 1880.

Posner. Mémoire publié dans les archives de Virchow, 1880.

Damaschino. Traité des maladies digestives, 1880.

Rosenstein. Mémoire analysé dans les archives générales de médecine, 1880, par A. Mathieu.

Semmola. Pathogénie du mal de Bright. Revue mensuelle, mars 1880.

Lépine. Sur quelques points de la pathogénie de l'albuminurie. Revue mensuelle, mars 1880.

Debove et *Letulle.* Recherches anatomiques et cliniques sur l'hypertrophie cardiaque dans la néphrite interstitielle. Archives de médecine, mars 1880.

Brault. Note sur les lésions du rein dans l'albuminurie diphthéritique. Journ. de l'anat. et de la phys., novembre 1880.

Kelsch et *Kiener.* Communication à la Société de biologie, 13 novembre 1880.

Cornil. État des cellules du rein dans l'albuminurie. Journ. anat. et phys., septembre 1879. — Communications à l'Acad. des sciences, 26 janvier et 8 mars 1880. — Communications diverses à la Société de biologie 1880. — Recherches sur l'action toxique de la cantharidine. Journ. anat. et physiologie, 1880.

Mayor. Contribution à l'étude des lésions du rein chez les femmes en couches. Thèse de Paris, 1880.

Renaut. Observation pour servir à l'histoire de la néphrite et de l'éclampsie typhoïdes. Archives de physiologie, janvier 1881.

Charcot et *Gombault.* Note relative à l'étude anatomique de la néphrite saturnine expérimentale. Archives de physiologie, janvier 1881.

Charcot. Leçons sur l'albuminurie, *in* Progrès méd., 1880-1881.

PLANCHE I

EXPLICATION DE LA PLANCHE I (1).

Fig. 1. — Début des altérations épithéliales dans les néphrites passagères (tuméfaction trouble, augmentation de volume et multiplication nucléaire). Cette préparation a été dessinée d'après un rein de fièvre typhoïde. 250 diamètres.

a, cellule tuméfiée et granuleuse; *b*, cellule à 3 noyaux; *c*, cellule à 2 noyaux; *d*, cellule à 3 noyaux; *t*, paroi du tube; *v*, capillaire dont les globules ont été chassés par le rasoir. Très légère exsudation.

Fig. 2. — Préparation provenant d'un rein diphthéritique. Dans cette figure, comme dans la fig. 3, on voit que les divisions intercellulaires n'existent plus. La lumière du tube est comblée par un exsudat.

a, protoplasma très granuleux; *b*, boule incolore; *c*, *d*, *d*, globules sanguins, dont quelques-uns semblent inclus dans le protoplasma; *n*, noyaux. 500 diamètres.

Fig. 3. — Provenant du même rein diphthéritique. Le tube est très dilaté; sa lumière est comblée par de nombreuses boules grenues et foncées. 500 diamètres.

a, protoplasma; *b*, boule grenue chargée de granulations graisseuses; *c*, *d*, *f*, boules grenues de grosseur variable; *e*, globule sanguin; *m*, cavité dont le contenu s'est échappé; *n*, *n*, noyaux.

Fig. 4. — Préparation dessinée d'après un rein scarlatineux.

Les cellules sont volumineuses, terminées par des extrémités claires qui font saillie dans la lumière des tubes.

Ces extrémités se détachent et tombent dans le conduit sous forme de gouttelettes incolores, muqueuses ou colloïdes.

Les bords libres des cellules limitent un espace irrégulièrement étoilé, comblé par un exsudat grisâtre homogène contenant deux boules à sa partie inférieure.

d, cellule granuleuse; *n*, noyau; *p*, paroi. 400 diamètres.

Fig. 5. — Début des lésions dans l'empoisonnement chronique par la cantharidine.

Ici la sécrétion muqueuse est des plus nettes, elle est au début.

a, paroi tubulaire; *m*, *m*, masses transparentes sécrétées; *n*, *n*, noyaux; *p*, protoplasma granuleux. 300 diamètres.

Fig. 6. — Empoisonnement chronique par la cantharidine.

a, protoplasma; *b*, granulations graisseuses; *g*, globule sanguin; *m*, boule transparente. 300 diamètres.

(1) Les gravures que nous publions dans ce travail ont été gracieusement mises à notre disposition par MM. Germer Baillière et Cie, éditeurs; qu'ils nous permettent de leur adresser nos plus vifs remerciements.

PLANCHE I

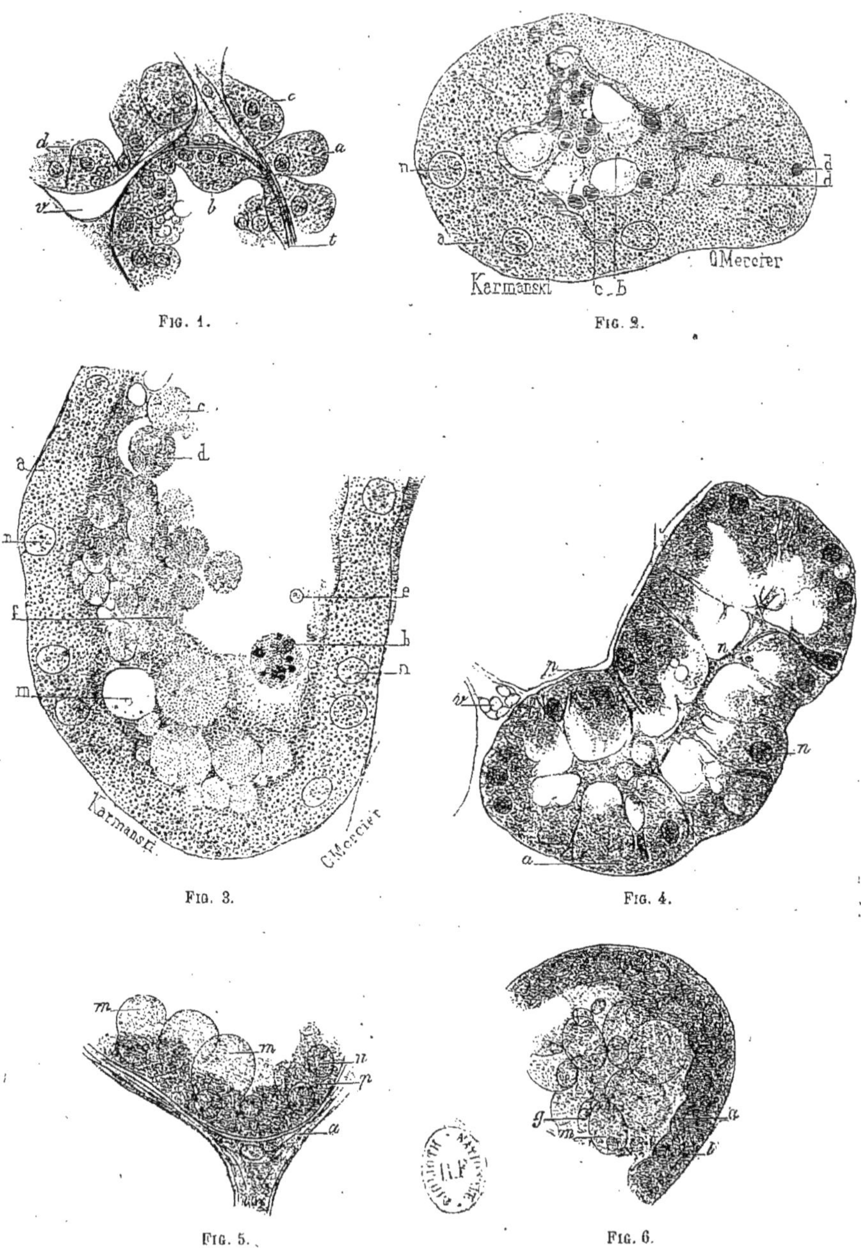

FIG. 1. FIG. 2. FIG. 3. FIG. 4. FIG. 5. FIG. 6.

Fig. 1, 2, 3, 4, 5, 6 : Altérations des tubes dans les néphrites passagères.

PLANCHE II

EXPLICATION DE LA PLANCHE II.

Fig. 1. — Type d'altération glomérulaire au début dans les néphrites passagères (exemple tiré d'une albuminurie survenue chez un syphilitique dans le cours d'une bronchiopneumonie).

La partie gauche de la figure représente l'abouchement d'un tube contourné dans le glomérule.

a, *a*, capillaires remplis de globules ; *g*, exsudat composé de blocs irréguliers par compression réciproque, ils occupent tout l'espace compris entre la capsule et le bouquet vasculaire, ils sont restés plongés au sein d'une masse grenue *m* ; *n*, cellules provenant du revêtement des anses et desquamées ; *p*, *p*, paroi du glomérule ; *v*, *v*, vaisseaux capillaires intertubulaires. 300 diamètres.

Fig. 2. — Section d'une cavité glomérulaire occupée par un épanchement abondant de cellules lymphatiques.

Il reste dans la partie supérieure de la figure un tronçon du bouquet vasculaire *c* ; *d*, anse vasculaire ; *e*, cellule du revêtement des anses. Ces cellules sont quelquefois portées sur un long pédicule ainsi que l'a figuré Langhans ; *h*, *h*, paroi du glomérule.

n, cellule lymphatique ; *h*, amas de cellules lymphatiques, presque toutes à double contour ; *m*, masse grenue ; *a'*, protoplasma des tubes voisins. 300 diamètres.

Fig. 3. — Altération glomérulaire dans l'empoisonnement aigu par la cantharidine chez le lapin, 3/4 d'heure après l'injection.

a, paroi du glomérule ; *b*, *b*, cellules plates de l'endothélium formant un revêtement à peu près complet et saillantes ; *v*, vaisseau du bouquet glomérulaire contenant des globules blancs et des globules rouges.

Entre la capsule et le bouquet vasculaire, on voit un liquide granuleux *d*, contenant en suspension une grande quantité de cellules rondes volumineuses, *c*, *c*. 350 diamètres.

Fig. 4. — Cylindre hyalin obtenu par l'action de l'acide osmique sur le dépôt des urines d'une femme atteinte d'éclampsie puerpérale.

c, extrémité supérieure ; *b*, partie contournée ; *a*, partie droite large.

Les cylindres hyalins, dans les néphrites parenchymateuses, présentent souvent cette disposition. 150 diamètres.

PLANCHE II

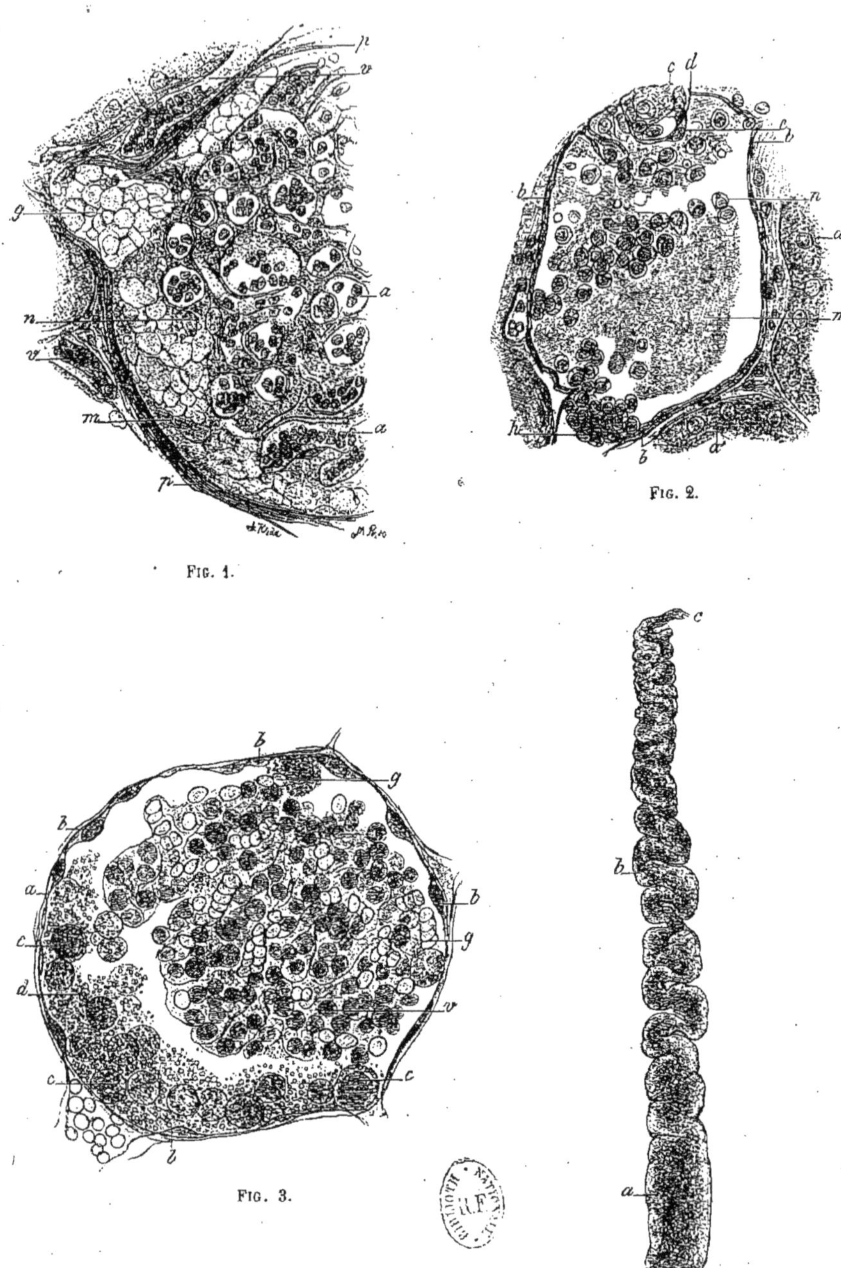

FIG. 1. FIG. 2. FIG. 3. FIG. 4.

Fig. 1, 2, 3 : Altérations des glomérules dans les néphrites passagères.
Fig. 4 : Cylindre hyalin (néphrite puerpérale).

PLANCHE III

EXPLICATION DE LA PLANCHE III.

Fig. 1. — A, partie d'une section de tube urinifère dont les cellules sont creusées de vacuoles; *d*, protoplasma des cellules creusées en *h*, *h'*, *h''*, de vacuoles remplies d'une gouttelette granuleuse; *e*, *e*, noyaux des cellules: *m*, *n*, *o*, boules de substances protéique qui remplissent la cavité du tube; *p*, paroi du tube; *v*, vaisseau capillaire. 300 diamètres.

B, C, deux cellules isolées; *q*, protoplasma; vacuoles *t*, *t'*, *t''*, et noyaux *s*. 400 diamètres.

Fig. 2. — Cette figure, comme la précédente, provient d'une néphrite parenchymateuse aiguë. L'altération cavitaire des cellules est très prononcée. Mais cette altération n'est pas spéciale à la néphrite parenchymateuse, elle se rencontre dans beaucoup de cas où l'épithélium est atteint et même dans les néphrites interstitielles.

a, protoplasma; *b*, *b'*, vacuoles remplies de liquide granuleux; *d*, boules claires; *g*, globule sanguin; *n*, *n*, noyaux; *p*, paroi; *v*, *v*, vaisseaux capillaires intertubulaires. 400 diamètres.

Fig. 3. — Fragment de tube provenant d'un gros rein blanc vulgaire.

a, *b*, *c*, protoplasma; *e*, noyau; *n*, série de six noyaux; *m*, bord strié du protoplasma; *o*, granulations graisseuses. 400 diamètres.

Fig. 4. — Coupe passant à travers un rein atteint de néphrites interstitielles. Les parois hyalines des tubes *p*, *p'*, sont épaissies.

On voit en *b*, *b'*, les noyaux de cellules plates qui existent à la face interne de la paroi sous l'épithélium. Au centre, un cylindre *d* conserve les empreintes *c*, *c*, des cellules et des boules colloïdes et grenues; *a*, *a*. épithélium; *h*, globule blanc dans un capillaire. 300 diamètres.

Fig. 5. — Vue d'ensemble d'une préparation vue à un très faible grossissement. (Néphrite interstitielle.)

a, *a*, petits tubes; *b*, *b*, *b*, *b*, tubes dilatés, plusieurs de ces tubes comme *c* contiennnent une matière grisâtre coagulée; *t*, *t*, tissu conjonctif; *t'*, bande verticale épaisse du même tissu. 30 diamètres.

Fig. 6. — Fragment d'un rein de néphrite interstitielle.

b, *c*, *m*, cellules de revêtement; *n*, *m*, granulations graisseuses; *d*, *d*, cellule embryonnaire; *t*, tissu conjonctif épaissi.

Les figures 4 et 6 passent au niveau des anses de Henle. 300 diamètres.

PARIS. — IMPRIMERIE ÉMILE MARTINET, RUE MIGNON, 2.

PLANCHE III

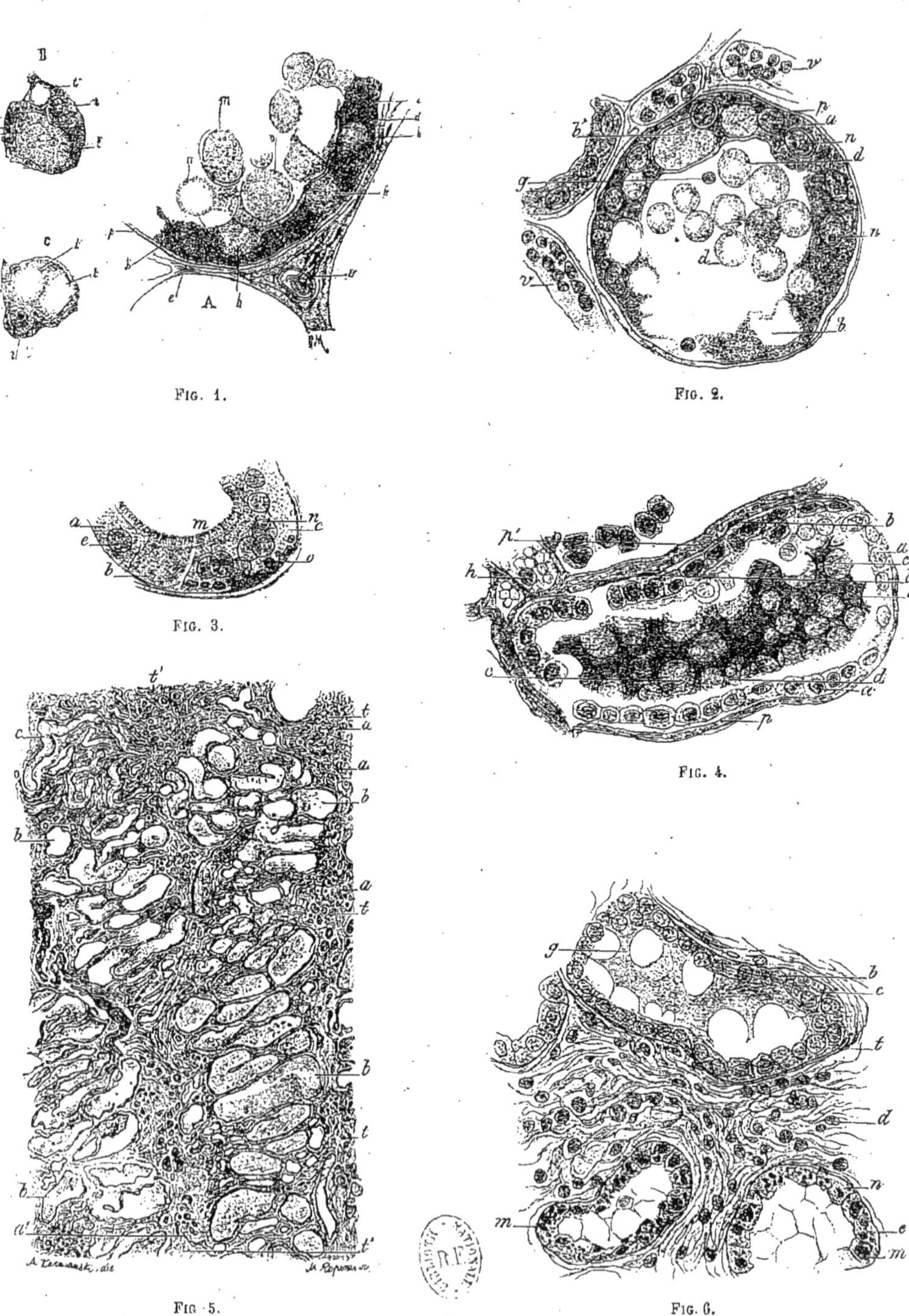

Fig. 1, 2, 3 : Altérations des tubes dans la néphrite parenchymateuse.
Fig. 4, 5, 6 : Altérations des tubes dans la néphrite interstitielle.

www.ingramcontent.com/pod-product-compliance
Ingram Content Group UK Ltd.
Pitfield, Milton Keynes, MK11 3LW, UK
UKHW012254240726
13966UKWH00004B/1407

9 782011 910042